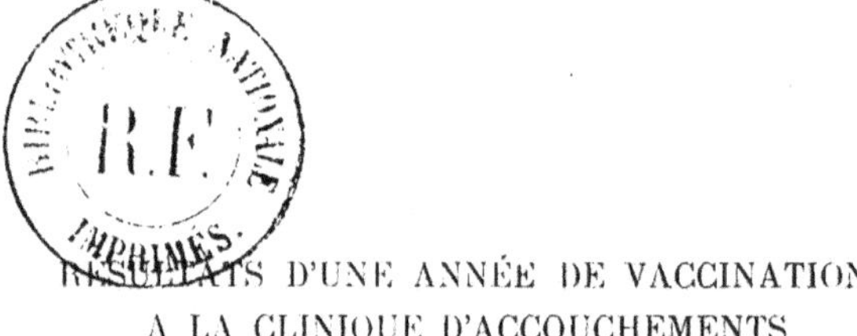

RÉSULTATS D'UNE ANNÉE DE VACCINATION
A LA CLINIQUE D'ACCOUCHEMENTS

DE LA VACCINE PENDANT LA GROSSESSE

Par J. AUDEBERT.

Au mois d'octobre 1902, j'ai inauguré dans la Clinique d'Accouchements de la Faculté, un service de vaccination pour les femmes enceintes, pour les accouchées et pour leurs enfants.

Deux idées m'ont guidé dans cette création : d'abord le désir d'être utile à la classe nécessiteuse qui fréquente la Clinique, en la mettant à l'abri de la contagion variolique ; la petite épidémie de variole qui a régné en ville l'hiver dernier montre que ce n'est pas une précaution inutile. En second lieu, les vaccinations faites sous la surveillance d'un personnel éprouvé, avec un vaccin provenant toujours de la même origine, nous permettront sans doute quand nous aurons recueilli un nombre suffisant d'observations, d'élucider quelques points encore obscurs de cette question toujours en suspens : la vaccination pendant la grossesse. J'ajouterai que c'est encore une excellente école où les élèves sages-femmes et les étudiants qui fréquentent la Clinique peuvent apprendre à vacciner, ou se perfectionner dans l'usage de la vaccination, qu'ils sont appelés les uns et les autres, à pratiquer très largement plus tard.

Je dois dire que si cette œuvre a pu être menée à bien,

c'est grâce au service vaccinal de l'Académie de Médecine, qui a bien voulu m'expédier, toutes les semaines, avec la plus parfaite régularité, le vaccin nécessaire. C'est grâce aussi à la bonne volonté et au dévouement de M. Gilles, chef de Clinique, et de Mlles Sabathé et Dassain, sages-femmes du service. Je suis heureux de les remercier ici.

Les séances avaient lieu tous les vendredis dans la matinée. On vaccinait ce jour-là toutes les femmes enceintes entrées dans le service et les enfants nés depuis la dernière vaccination. Ce n'est que depuis quelque temps que nous avons songé à faire bénéficier de cet avantage les femmes arrivées en travail et accouchées dans la semaine. Un certain nombre de mères et d'enfants ont quitté la Clinique avant que nous ayons pu constater les suites opératoires. Ils figurent dans le tableau d'ensemble sous la rubrique « *résultats inconnus* ».

Voici la technique employée. Des épingles en acier un peu fortes sont d'abord flambées et mises en tas dans une soucoupe flambée. Un bras, le gauche de préférence chez l'adulte, est alors savonné, lavé au subliné et essuyé avec du coton stérilisé; puis on prélève avec la pointe d'une épingle une gouttelette de pulpe vaccinale versée au préalable dans une cupule en verre flambée aussi. Tenant alors d'une main l'épingle perpendiculairement au plan cutané, et avec l'autre main tendant la peau entre le pouce et l'index, l'opérateur pratique une excoriation, une éraillure très superficielle, n'intéressant que l'épiderme, étendue de un centimètre environ, en ayant soin de faire saigner le moins possible. Ceci fait, il jette l'épingle dont il vient de se servir, en prend une autre et, choisissant une place à une certaine distance de la première piqûre (quatre travers de doigt chez l'adulte, deux seulement chez l'enfant), il procède comme ci-dessus, pour la seconde fois; même façon d'agir pour la troisième. Les trois piqûres dessinent ordinairement la forme d'un triangle à sommet supérieur.

Je n'ai jamais constaté, pas plus chez les mères que chez les nouveau-nés, de complications sauf quelques lymphangites bénignes. Les enfants étaient pourtant quelquefois vaccinés très peu de temps après leur naissance, le lendemain ou le surlendemain. Il est vrai que les prématurés, les débiles ou les malades étaient exclus de la vaccination. Cette absence de complications étant de règle aujourd'hui, je n'insiste pas.

Voici maintenant les résultats que nous avons obtenus depuis le 18 octobre 1902 au 18 octobre 1903.

321 personnes ont été vaccinées, sur lesquelles 200 pour la première fois.

Donc 121 revaccinations
et 200 vaccinations.

Ces 121 revaccinations ont donné 81 succès,
35 insuccès,
5 résultats inconnus.

soit sur 116 cas (déduction faite des résultats-inconnus) :

81 succès = 69,75 pour 100,
et 35 insuccès = 30,25 —

Les 200 vaccinations de nouveau-nés ont donné 151 succès,
17 insuccès,
32 résultats inconnus.

soit sur 168 cas : 151 succès = 90 pour 100.
17 insuccès = 10 —

(se rapporter, pour les détails, au tableau I ci-après).

Vaccinations du 18 Octobre 1902 au 18 Octobre 1903

TABLEAU I. — Résultats généraux.

Total 321

REVACCINATIONS

121
- 81 succès, 69,75 %.
- 35 insuccès.
- 5 résultats inconnus.

- 85 femmes enceintes :
  - 72 succès.
  - 13 insuccès.
- 10 accouchées :
  - 4 succès.
  - 1 insuccès.
  - 5 résultats inconnus (femmes parties immédiatement après la vaccination).
- 26 Personnel de la Clinique (sages-femmes, étudiants, infirmières) :
  - 5 succès.
  - 21 insuccès.

VACCINATIONS

200
- 151 succès.
- 17 insuccès, 10 °/o.
- 32 résultats inconnus.

- 128 enfants nés de mères non vaccinées pendant leur grossesse :
  - 101 succès (une mère a eu la variole il y a six ans).
  - 4 insuccès, soit 3,80 °/o.
  - 23 résultats inconnus.
- 72 enfants nés de mères revaccinées pendant leur grossesse :
  - 50 succès.
  - 13 insuccès, soit 20,6 °/o.
  - 9 résultats inconnus.

— 5 —

Les 200 vaccinations de nouveau-nés se répartissent en deux catégories :

A. 128 enfants sont nés *de mères non vaccinées pendant leur grossesse*.

Voici les résultats obtenus chez eux : 101 succès,

  4 insuccès,

  23 résultats inconnus.

soit seulement *3,8 pour 100 d'insuccès*.

B. Dans la seconde catégorie : Enfants issus de *mères revaccinées avec succès pendant la grossesse*, nous trouvons 72 sujets donnant :

  50 succès,

  13 insuccès,

  9 résultats inconnus.

soit, dans cette catégorie, *20,6 pour 100 d'insuccès*.

Ces chiffres sont intéressants à comparer avec ceux que j'ai pu recueillir dans les publications spéciales et que l'on peut grouper dans le tableau suivant :

	1 femme vaccinée avec succès pendant sa grossesse		1 Enfant réfractaire.	
Underhill	1		1	
Richerand	1	—	1	—
Burckhardt	4	—	4	—
Gast	16	—	0	—
Behm	27	—	2	—
Truzzi	19	—	0	—
Chambrelent	7	—	4	—
Wolff	17	—	0	—
Kollock	36	—	21	—
Dubiquet	50	—	7	—
Pavlowsky	8	—	2	—
Lop	80	—	57	—
Ausset	8	—	8	—
Shuter	1	—	1	—
Fulton	3	—	3	—
Beclère et Coulomb	28	—	5	—
	306		116	

Nous obtenons ainsi un total de 306 femmes vaccinées

avec succès pendant la grossesse. Sur 306 enfants nés de ces femmes, 116, soit 38 p. 100, ont été immunisés *in utero* et partant réfractaires ; mais ce total renferme des moyennes bien disparates : tandis que Lop a observé 57 enfants réfractaires sur 80, soit 71 p. 100, et Kollock 21 sur 36, soit 58 p. 100, nous voyons au contraire les statistiques de Gast, de Truzzi, de Wolff comprenant ensemble 52 cas, donner 52 succès et pas un insuccès.

Il nous semble que la statistique qui doit nous inspirer le plus de confiance et qui se rapproche le plus de la réalité est celle de Beclère, Chambon, Ménard et Coulomb. Ces expérimentateurs ont opéré avec toutes les précautions désirables et ont contrôlé leurs résultats par la recherche du pouvoir antivirulent du sérum chez les mères et chez les enfants.

On notera que leur pourcentage se rapproche sensiblement du nôtre : 17 p. 100 au lieu de 20.6.

Mais l'importance de ce chiffre ressort surtout quand on le compare avec celui que j'ai obtenu dans la série A, c'est-à-dire celle qui comprend les enfants nés de mères non vaccinées pendant leur grossesse. Dans ce groupe, nous ne comptons que 4 insuccès sur 105 vaccinations, soit 3.8 p. 100 — cinq fois moins que dans la série B.

Il nous faut donc admettre l'existence de l'immunisation vaccinale pendant la grossesse, qui, niée par quelques auteurs (Truzzi, Max Wolff, Lockie, etc.), a été, au contraire, à notre avis, exagérée par d'autres tels que Kollock, Lop et Ausset.

Dans le tableau II, j'ai cherché à étudier si l'époque à laquelle la mère a été vaccinée pendant sa grossesse pouvait avoir une influence sur le résultat de la vaccination pratiquée chez son enfant, en d'autres termes, si la vaccination du début de la gestation conférait l'immunité à l'enfant plus fréquemment que la vaccination des derniers jours. Kollock pense que la période la plus favorable correspond à la fin de la grossesse, parce que à ce moment la circulation utéro-placentaire est plus active. Vinay est

TABLEAU II — montrant l'influence de l'époque à laquelle la mère a été vaccinée
pendant la grossesse sur la vaccination de son enfant.

ÉPOQUE de la vaccination — MOIS	NOMBRE de MÈRES	RÉSULTATS POUR LES MÈRES	RÉSULTATS POUR LES ENFANTS
2e	2	2 succès	1 avortement. / 1 f. pas encore accouchée.
3e	2	2 succès	1 môle. / 1 succès.
4e	2	2 succès	2 succès.
5e	1	1 insuccès	1 mort-né.
6e	2	2 succès	1 succès. / 1 insuccès.
7e	7	5 succès	4 succès. / 1 insuccès.
		2 insuccès	1 succès. / 1 f. pas encore accouchée.

ÉPOQUE de la vaccination — MOIS	NOMBRE de MÈRES	RÉSULTATS POUR LES MÈRES	RÉSULTATS POUR LES ENFANTS
8e	11	8 succès	1 mort avant d'être vacciné. / 3 succès. / 2 insuccès. / 1 résultat inconnu. / 1 f. pas encore accouchée
		3 insuccès	1 succès. / 1 insuccès. / 1 f. pas encore accouchée.
Première quinzaine du 9e mois	14	12 succès	1 mort avant d'être vacciné. / 4 succès. / 4 insuccès. / 2 résultats inconnus. / 1 f. pas encore accouchée.
		2 insuccès	1 insuccès. / 1 f. pas encore accouchée.
Deuxième quinzaine du 9e mois	44	39 succès	2 prématurés non vaccinés. / 29 succès. / 2 insuccès. / 6 résultats inconnus.
		5 insuccès	4 succès. / 1 insuccès.

aussi de cet avis. Mais les observations de Kollock ne sont pas assez nombreuses pour entrainer la conviction.

Ma statistique ne me permet pas davantage de conclure d'une façon ferme, étant donné le petit nombre de faits personnels observés au début de la grossesse, mais comme au total ils sont plus nombreux que ceux de Kollock, je demande la permission de les citer. J'obtiens :

Dans les six premiers mois.......	4 succès sur	5
Dans le 7ᵉ mois	4 —	5
Dans le 8ᵉ mois	3 —	5
Dans le 9ᵉ mois (1ʳᵉ quinzaine)...	4 —	8
	15	23

Dans toute la grossesse, excepté les quinze derniers jours, nous avons seulement 8 insuccès sur 23, soit 8 enfants réfractaires, ce qui équivaut à 35 p. 100.

Tandis que je trouve, dans la dernière quinzaine, 2 insuccès sur 31, c'est-à-dire seulement 2 enfants réfractaires, soit 6,5 p. 100.

Par conséquent, le moment où la vaccination de la mère aurait le plus de chance de conférer l'immunité au fœtus est le commencement de la grossesse ; j'arrive donc à des conclusions opposées à celles de Kollock.

Mais je ne veux pas me hâter de conclure dans ce sens, et, dans quelques années, j'espère être en mesure, mieux qu'aujourd'hui, de répondre à cette question qui ne paraît pas avoir été étudiée suffisamment.